U0944159

青少年多动症练习手册

The
workbook for Teens

后浪

The workbook for Teens

青少年多动症练习手册

Lara Honos-Webb

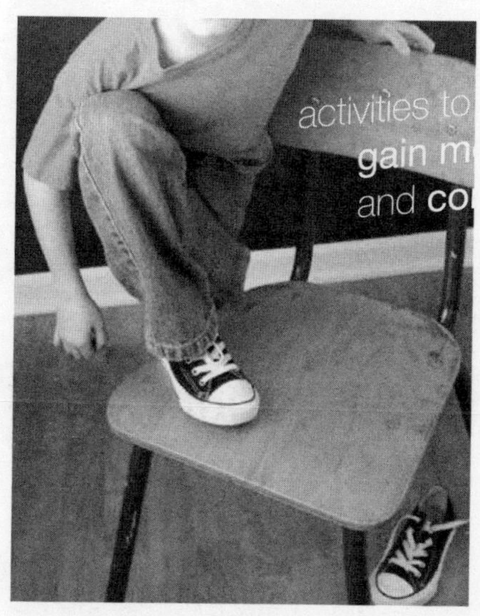

赵骏达 译　杨潇 审

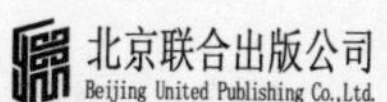
北京联合出版公司
Beijing United Publishing Co.,Ltd.

图书在版编目（CIP）数据

青少年多动症练习手册 /（美）何诺斯韦伯著 . 赵骏达译 .-- 北京：北京联合出版公司，2018.1
ISBN 978-7-5596-1315-8

Ⅰ . ①青… Ⅱ . ①何… ②赵… Ⅲ . ①青少年－多动症－精神疗法 Ⅳ . ① R741.05

中国版本图书馆 CIP 数据核字 (2017) 第 299941 号

THE ADHD WORKBOOK FOR TEENS: ACTIVITIES TO HELP YOU GAIN MOTIVATION AND CONFIDENCE By LARA HONOS-WEBB, PH.D.

青少年多动症练习手册

著　　者：［美］何诺斯韦伯
译　　者：赵骏达
选题策划：后浪出版公司
出版统筹：吴兴元
特约编辑：曹秋月
责任编辑：熊　娟
营销推广：ONEBOOK
装帧制造：张　莹

北京联合出版公司出版
（北京市西城区德外大街 83 号楼 9 层　100088）
北京中科印刷有限公司印刷　新华书店经销
字数 120 千字　690 毫米 ×960 毫米　1/16　9 印张
2018 年 3 月第 1 版　2018 年 3 月第 1 次印刷
ISBN 978-7-5596-1315-8
定价：32.00 元

后浪出版咨询(北京)有限责任公司常年法律顾问：北京大成律师事务所　周天晖　copyright@hinabook.com

内容简介

青少年注意力缺陷多动症在发达国家已受到广泛关注，患者在学校有专业指导师和相应的特殊照顾，而我国目前的教育体系中还是一片空白。针对这一问题，老师和家长都束手无策，不同程度上影响了患者的正常生活，同时也给社会和家庭生活造成了麻烦。本书用 40 个行动来帮助青少年多动症患者通过一系列的练习和工作表来找出自己的优势，并利用这些优势来创建应对策略，以克服患者可能遇到的相关问题。本书将教青少年多动症患者学会如何让自己平静下来，如何实现目标，如何改善人际关系，如何自我管理，是多动症患者和家长极有意义的践行性图书。

作者的话

亲爱的读者：

本书将给你的生活带来重大的改变：开始用你能做好的事情，而不是你的弱点，来定义你自己。在你以后的生活中，专注于管用的东西，而不是不管用的东西，你将获益匪浅。

患有注意力缺陷多动症的青少年有时会认为他们与其他人不在同一个公平的竞争环境，但这不是事实。不过，注意力缺陷多动症确实给青少年带来许多挑战，本书将为你提供工具来应对这些挑战。例如，你将学习给自己带来动力和自信的一些基本知识，而动力和自信能够帮助你达成你为自己确定的目标。

注意力缺陷多动症不仅带来挑战，也给你带来天赋。你要学会发现你的天赋和兴趣，并利用它们建立你的动力和自信。许多患有注意力缺陷多动症的青少年很有创造力，情绪敏感，并善解人意。这些特别的天赋在获得优秀学习成绩方面可能会带来挑战，但它们也为在许多领域和职业选择上提供了机会。

你将看到一些青少年克服严重注意力缺陷多动症挑战，获得成功的故事。你会看到一些青少年认识到有许多职业包含他们最狂热的兴趣，而且并不需要每天静坐，从而提升了自己的动力；你会看到一些青少年由于发现了自己许多不被他人真正注意的天赋而获得自信；你会看到一些青少年学习了保持条理的技能，并找到了解决注意力缺陷多动症特定问题的资源。

尽管你可能打算快速略读本书，但我鼓励你放慢节奏，并真实地实践这些行动。你会对简单的视角改变所带给你的持久收益而感到惊喜。你可以练习类似挑战出现在自己大脑中的负面思想，并通过深呼吸使自己冷静这样的技能。你将学会控制自己的思想，并感受能够通向康复的感觉。你越努力，就越能改变自己的生活。

目录

行动 1　我有注意力缺陷多动症

你要知道的是

患有注意力缺陷多动症意味着在注意力方面，你与他人不同。你的老师和父母可能会抱怨你难以专注于学业或听从指示，其他人可能抱怨你太亢奋。你自己的反应也会不同。对注意力缺陷多动症的诊断有正面和负面混合的感觉，这很正常。

当发现自己患有注意力缺陷多动症时，Robby 终于安心了。这有助于解释为什么他在学校那么努力，还总是害怕赶不上其他人。

当 Megan 被诊断患有注意力缺陷多动症时，她认为这意味着她不像其他孩子那样聪明。

Jacob 实际上希望自己得了注意力缺陷多动症。他对母亲说学校里所有又酷又有创造力的孩子都患有注意力缺陷多动症。

你要做的是

在得知患有注意力缺陷多动症诊断之前或之后，你对自己的感觉好了一点吗？

得知这个诊断的好处是什么？

得知这个诊断的不好之处是什么？

这个诊断是如何帮助你更好地了解自己的？

还有更多要做的

不同的人对注意力缺陷多动症有不同的看法。看你是否同意下面两个说法，并说明为什么。

患有注意力缺陷多动症的青少年的智力低于其他孩子。

____

____

____

____

患有注意力缺陷多动症的青少年是有创造力、独特和有天赋的。

____

____

____

____

针对注意力缺陷多动症，你知道些什么或还听说过什么？

____

____

____

____

行动 2　注意力缺陷多动症何时会成为问题

> ## 你要知道的是
>
> 注意力缺陷多动症的症状可能会不时地造成麻烦，但在许多情况下并不会有问题。例如，你对一个主题或活动越感兴趣，就越能专注并集中精力。如果你能搞清你的症状在何时最严重，比如在教室或听长时间的讲座，你就会知道何时最需要努力应对它们。

尽管 Scott 患有注意力缺陷多动症，他的学习成绩良好，但他总是惹祸，因为他无法静坐，而且与他的朋友们一起在课堂上疯闹。当老师意识到靠近这些朋友坐使 Scott 难以集中注意力时，她改变了座位安排，Scott 再也不会这么惹祸了。她还让 Scott 坐在一个大充气球上，以便他能够轻松地在书桌附近活动，这些有助于他集中精力。

你要做的是

下面是一个患有注意力缺陷多动症的青少年与之斗争的问题清单。请圈出那些打扰你最多的问题。

在课堂上注意力不集中

发现自己难以静坐

上课时与别人说话

学习成绩差

晚交作业

丢失作业

忘记家庭作业

不听别人说话

生别人的气

打架

爱发脾气

粗心犯错

不完成作业

爱分心

说话太多

打断别人

还有更多要做的

最有可能的是，注意力缺陷多动症在任何时候对你都不是问题。可能在有些时候和有些地方，它比别人都更糟。例如，在教室中一连坐几个小时要比在足球场上更糟，因为在足球场上你会移动自己的身体。让我们找出注意力缺陷多动症给你造成麻烦的时间和场所。

你最严重的注意力缺陷多动症症状是什么？

____

什么情况会使这个症状加重？

____

____

什么情况会使这个症状减轻？

____

____

在注意力缺陷多动症症状最严重的情况下，你能做出什么改变来使症状变得最轻？

____

____

如何努力改变环境来调节你的症状？

____

____

行动 3　用你能做什么来定义自己

你要知道的是

每天你都有机会用你的优势或弱点定义自己。

一个患有注意力缺陷多动症的青少年在学校每天都努力学习，但即使在他最努力的英语课，他的成绩也不好。他开始认为自己很笨。所有的作业都充满了红色记号，更正他的拼写和语法错误。他跟朋友们外出惹祸，醉酒回家。他的父母让他去做治疗。他想知道如何才能在生活中取得成功。

另一个青少年相貌英俊，有好多朋友，获得了所有女孩的青睐，而且还是棒球队的明星球员。他的父母很关心他，并花钱让他参加特殊课程以帮助他的学业。

当你读到关于这两个青少年的故事时，看起来一定是一个人痛苦不堪，另一个则拥有迷人的生活。要是你得知这两个青少年是同一个人，只是从不同的角度看，你会怎么想？通过关注点的不同——审视你的优势或你的弱点，你能够改变对自己的看法。

你要做的是

写写你自己的弱点。你最不擅长什么？别人在埋怨你时会说什么？

____

____

____

____

____

写写你自己的优势。你的天赋是什么？你最擅长什么？

____

____

____

____

____

还有更多要做的

在经历自己的挑战时，你可能发现自己认为其他每个人都比你轻松。但所有人在生活中都有挑战和机会。

想一个你嫉妒的人，你能想出这个人生活中的挑战吗？

____

____

____

想一个你同情的人，你能想出这个人有而其他人没有的机会吗？

____

____

____

你能想出一些使你耀眼独特的机会、才能、技能或资源吗？

____

____

____

行动 4　做对了什么

你要知道的是

在惹了麻烦之后，患有注意力缺陷多动症的青少年会落入问自己“为什么这么笨”或“为什么不把嘴闭上”这一陷阱。即使真的出了错，你也有权问一些正面的问题，例如“做对了什么？”当问自己这样的问题时，你会注意到那些对你有帮助的事项。

Jonathan 拿到了自己的成绩单，除了历史课他的得分为 B，其他所有课程都是 C 或 D。他的母亲问他：“历史课上你做对了什么？你怎么能在这门课中做得这么好？”

Jonathan 想了想并意识到历史课老师布置的作业都在作业单上，其他所有的老师只是口头宣布课程作业。他的父母保存了一份历史课作业单，并总是问他是否完成了特定的作业。

通过问“做对了什么”，Jonathan 和他的父母意识到如果有每项作业的书面提醒，Jonathan 能够成功完成作业。其他老师也同意以书面的方式给他布置作业。

你要做的是

描述你最近取得的一项成就。

____

____

写出对你做的对这个正面结果有贡献的三件事：

1. ____

2. ____

3. ____

描述你目前尚存的一个问题。

____

____

你做过的这三件事能否对你的问题有所帮助？

____

____

____

还有更多要做的

讲述一下你上周在下面每一项中做对的事。

约会

____

____

学习

____

____

社交情景

____

____

家庭

____

____

行动 5　为你的技能找到良好的匹配

你要知道的是

患有注意力缺陷多动症的人有他们热衷的独特兴趣和技能。你的热情与目标的结合点就是你的“甜点”。如果你能生活在你的甜点，你就能在生活中获得成功。

Greg 挣扎于怎样使学习更有条理。他写作业很困难，成绩很不好。一天，在为作业进行互联网搜索时，他意识到搜索引擎似乎与他大脑的工作方式相同。就像他的思想基于联系从一个兴趣跳到另一个兴趣一样，互联网也是这样。他决定把互联网技术作为自己的职业。他对这个想法很兴奋，以至于他开始提高自己的成绩，以使自己能够进入一个好学校学习计算机技术。

你要做的是

写下五种能够帮助人们在下面这些职业中取得好成绩的品质。第一个已经完成，可供你作为示范。

酒店服务员

1. 易于沟通
2. 对社交活动感兴趣
3. 善于发现信息
4. 有条理
5. 善于交往

厨师

1. __________
2. __________
3. __________
4. __________
5. __________

汽车机械师

1. __________
2. __________

3. ______________________________

4. ______________________________

5. ______________________________

理发师

1. ______________________________

2. ______________________________

3. ______________________________

4. ______________________________

5. ______________________________

警官

1. ______________________________

2. ______________________________

3. ______________________________

4. ______________________________

5. ______________________________

还有更多要做的

写出五种你喜欢并善于做的事。

1. ______________________________

2. ______________________________

3. ______________________________

4. ______________________________

5. ______________________________

列出五种与你刚刚写出的事项之一（或全部）匹配的工作。

1. ______________________________

2. ______________________________

3. ______________________________

4. ______________________________

5. ______________________________

问你的老师或父母，他们是否认识在你所确认领域从事工作的人，然后安排时间与这个人见面。在见面过程中，你可以问类似下面的问题：

1. 在这个领域工作需要我做什么准备？

2. 什么样的暑期工作能够帮助我确定该职业对我是否匹配？

3. 要在该领域获得成功需要什么特定的兴趣和才能？

行动 6　你的个性特征和学习方式

你要知道的是

许多注意力缺陷多动症症状与那些并非不正常的常见个性特征和学习方式相关。你能够发现这些个性和学习方式是如何使你与众不同，并在不同的环境中为你提供特定的机遇。

Doug 因为学习成绩不好而进行治疗。这并不是因为他不聪明，在小学，他在班里是拔尖的。当治疗师问他发生了什么变化时，Doug 说："今年，老师只是讲书中有的东西。在中学，我们都是分组讨论，我在那些课上做得很好。"随着他与治疗师更多地谈论学校，Doug 意识到他智力正常，而且在必须解决问题时他学习得最好。有了这一理解，Doug 能够对自己的自然能力获得一些信心，并开始探索他将追求的事业类型。

Tyler 的学习成绩也不好。他最热衷于音乐，想要学习演奏各种乐器。他甚至组建了自己的乐队，并演奏了他写的歌曲。Tyler 对音乐的热情为他在其他活动领域增添了动力，所以当他的父母告诉他除非他提高自己的学习成绩，否则就不能再演奏吉他时，他对学习失去了兴趣，成绩进一步下降。Tyler 感到他的创造力天赋和音乐才能不被尊重。当他对父母讲到音乐是如何为完成功课赋能时，父母同意实验性地为他的音乐课出钱。Tyler 发誓在学校努力学习，以向父母展示音乐对他有多么重要。

你要做的是

这些特征可能与注意力缺陷多动症相关，但它们并不是疾病或缺陷。圈出下列任何能够描述你的选项。

创造力	想象力
情绪敏感	需要活动
可激发性	强烈愿望
广泛好奇	灵活性
热情	心不在焉
善于交际	解决问题的能力
需要变化	幻想
敏捷	偏好创造结构，而不是跟随它
创造性思维	偏好通过动手学习，而不是通过听课学习
情绪化表达	需要刺激

在你检查这个清单时，许多品质在很多领域都是被高度期望，并能够通向成功的。描述一些你或者其他具有你所圈出的品质的人能够良好匹配的环境。例如，领导者喜欢创造结构而不是跟随结构。在现实世界中喜欢通过创造结构来解决问题的人应该是一个卓越的领导者。

还有更多要做的

审阅你所圈出的特征清单，并尽可能多地列出那些与你拥有相同特征，而且成功或令人尊敬的人。他们也许是你个人认识的，也许是公众或历史人物，比如托马斯·爱迪生和阿尔伯特·爱因斯坦，他们是具有广泛好奇心的发明家和用他们的想象力解决实际问题的人。努力想出 10 个人，他们不是因为没有这些特征，而是因为有这些特征才获得成功。

1. ______________________________
2. ______________________________
3. ______________________________
4. ______________________________
5. ______________________________
6. ______________________________
7. ______________________________
8. ______________________________
9. ______________________________
10. ______________________________

行动 7　建立克服障碍的策略

你要知道的是

每当你追求想要的东西时，无论是好成绩，还是约会关系，或者是学校棒球队的位置，你都将面对障碍。障碍不是一个向后转的路标，而是一个需要想方设法跨越的挑战。如果你事先想到障碍，当它出现时，你就不太会沮丧。

Stephanie 想要一个稳定的男朋友。她意识到妨碍她实现目标的障碍是她在聚会时喝酒太多，这无助于吸引她想要的男孩。当她思考如何克服这一障碍时，她认识到首先要做的就是不喝酒。由于不再喝酒，她在聚会上表现得更像她自己。她发现自己做了一个聪明的决定，并且能够开始与她喜欢的男孩交朋友，这最终使她找到了真正喜欢的男朋友。

你要做的是

写出你要实现的目标和在成功达成目标之路上可能遇到的三个障碍。然后写出克服这些障碍你要采取的三个步骤。

下面是一个示例：

目标：获得更好的成绩

障碍：我从来不喜欢做家庭作业

要克服这一障碍，我可以：

1. 呼叫图书馆的家庭作业支持电话。

2. 向老师请求学习提示。

3. 减少一个小时看在线视频的时间，使我有更多的时间以自己的节奏完成家庭作业。

目标：____

障碍 1：____

要克服这一障碍，我可以：

1. ____

2. ____

3. ____

障碍 2：____

要克服这一障碍，我可以：

1. ____

2. ____

3. ____

障碍 3：____

要克服这一障碍，我可以：

1. ____

2. ____

3. ____

还有更多要做的

画一幅自己实现目标的图画，想象你达成目标时的感觉是多么好。

行动 8　利用目标激励自己

你要知道的是

当想要做某事但又不知道如何去做时，患有注意力缺陷多动症的青少年可能会不堪重负。例如，你可能想“我想要好成绩，但我不知道如何做到”。了解如何达成目标是重要的，但了解一个特定的目标为什么值得追求也是重要的。当你知道了为什么，你就能够用目标来激励自己。

Stephen 在学校不再努力学习了。他觉得老师挑他的刺，而且认为所有的课程都很烦人，除了生物课。但是他热爱运动，愿意与人互动，并且积极主动。有一次他因为受伤去做物理治疗，他认为物理治疗师是一个有趣的职业。所以，当一个老师问他对什么职业感兴趣时，他说：“运动医学或物理疗法。”

他的老师说：“你会在运动医学做得很好。你这么有人缘，而且活泼好动，会有一大帮运动员包围着你，再也不必安静地坐着了。”老师帮助他查看他的成绩是否能够进入大学并获得物理疗法或运动医学学位，这样 Stephen 就能做他喜欢的工作来挣钱养活自己了。

Stephen 第一次意识到他有必要在学习中集中精力。他获得了努力学习的动力，并取得了能够上大学的好成绩。

你要做的是

简单描述你的一个目标。

____

____

写出能够帮助你开始走上成功之路的想法，完成下列语句，即使你觉得它们并不适合你。

我要达成这个目标是因为：

____

____

如果我成功，我会感觉自信。

____

____

在该领域成功的三个收益是：

1. ______________________________________

2. ______________________________________

3. ______________________________________

如果我获得这一成功，我将不必应付：

____

____

还有更多要做的

下面的目标对你可能不是特别重要，或者不适合你，例如，你可能已经有了男朋友或女朋友。即便如此，想出成功的理由也是一个有益的练习，所以想象你确实在意这些目标，并写出你要成功达成每个目标的理由。

找到一个男朋友或女朋友

1. ______________________________

2. ______________________________

保持身体健康

1. ______________________________

2. ______________________________

进入一所特殊的大学

1. ______________________________

2. ______________________________

结交朋友

1. ______________________________

2. ______________________________

获得一份暑期工作

1. ______________________________

2. ______________________________

行动 9　确认并表达你的感觉

你要知道的是

控制注意力缺陷多动症的最佳方式是提升你了解自己感觉的能力，说出你的感觉，并巧妙地表达出来。你越能说出你当时的感觉，就越能应对它们。

当 Morgan 说她做作业有困难时，她的治疗师要求她想象一下最近一次坐下来做作业的情景。他说："在你试图开始做作业那一刹那，你有什么感觉？"

Morgan 想了想，然后说："我感觉不安全，而且很渺小，好像我不能做作业。"她咬着嘴唇，并继续说道："我感觉……不太好。"

随着她说出这些感觉，Morgan 意识到它们就是她做作业阻力的主要来源。她的治疗师向她保证，会帮助她学习确定并表达她在其他情景下的感觉。

你要做的是

描述最近一个烦恼你的事件。

____

____

____

说出你与这件事相关的感觉。

____

描述三种你能够在不高兴时表达自己感觉的有益的行动。

1. ____

2. ____

3. ____

还有更多要做的

在你经历一种负面感觉时，例如愤怒或恐惧，要问自己“我现在的感觉是什么？”想象你正在经历的感觉就像一个波浪。练习观察这个波浪随着你缓慢地呼吸来来去去。

这样想象你有什么感受？

____

____

把你的感觉想象成一个波浪是否有帮助？说说为什么。

____

____

行动 10 掌管你的思想

你要知道的是

你能够掌管你的思想。你可以将你的思想分为两类，有益的，能够给你激励并对自己感觉更好的想法，或无益的，使你对自己感觉更差的想法。然后，你可以挑战那些无益的负面想法。想象自己是一个守门人，选择那些能够指导你生活的想法，并将那些无益的想法拒之门外。

Sam 在五年内换了四所学校。在每所学校，他都经历了冲突和失败。在准备进入一所专门为患有注意力缺陷多动症的孩子开设的学校时，他告诉自己，去那里就意味着他很笨，因为他在正规学校做不好。

他的辅导员帮助他把这一想法列为无益的想法，并建议 Sam 将其替换为一个有益的想法。例如，他终于可以进入一所能够理解他的学习方式的学校。

Sam 意识到选择专注于有益的想法有助于使他更热心于将要去的新学校。反过来，他的热情能够帮助他做得更好。

你要做的是

下面是四种患有注意力缺陷多动症青少年与之斗争的常见负面想法。在每一种想法下面写出两个替代的正面想法。其中之一已经完成，供你作为示例。

“患有注意力缺陷多动症意味着我不如其他孩子那样聪明。”

1. 我越努力，就越能开发我的大脑。

2. 注意力缺陷多动症意味着我有一种能够成为优势的差异。我是一个很好的辩论者，因为我能够随机应变。

“我为什么要努力，我只会失败。”

1. ____________________

2. ____________________

“我不必努力学习，我根本不想上大学。”

1. ____________________

2. ____________________

“为什么要听父母的，他们就会批评我。”

1. ____________________

2. ____________________

还有更多要做的

选择你的一个特定问题，写出你现在关于该问题的所有想法，包括有益的和无益的。

____

____

____

____

现在，为每个有益的想法加一颗星，为每个无益的想法加一个 X。

关于该问题，写出两个能够赋予你力量的想法。

____

____

在你选择能够赋予你力量的想法并挑战不能赋予你力量的想法时，请注意这将如何改变你的问题。写出你注意到的任何变化。

____

____

____

行动 11　开发你的大脑

你要知道的是

确实这个世界上有一些聪明人和一些不那么聪明的人，而且这种标签并不是一成不变的。就像在体育运动中你能够开发自己的肌肉和运动技能一样，在学校中，你能够通过更努力的学习来开发自己的智力——你可以成为一个智力运动员！理解这一点能够帮助你用“我越努力学习，就越能开发我的大脑”这样正面的思想来替代“我为什么要学习，这对注意力缺陷多动症患者太难了”这样负面的想法。

Christopher 在学校成绩落后，他认为在课堂上集中精力是一件很烦人的事，所以在读写技能上他远远落后于别人。

他的一个老师告诉他努力学习能够开发大脑。她说：“Christopher，你越努力学习，就越能改变你的大脑，提高你的读写能力。不要管别人能做什么，只要想着开发自己的大脑。”

Christopher 不确定如何才能开始开发自己的大脑，所以他问老师她说的话是什么意思。老师解释说：“你在阅读方面落后，这使你对学业感到沮丧。为什么你不试试阅读一本自己真正感兴趣的书呢？即使是低于你的年级水平的。那将有助于集中注意力，而且不会让你沮丧。”

后来，Christopher 每天花半个小时阅读《哈利·波特》。一段时间后，他不仅逐渐发展了阅读技能，还提高了自己集中精力的能力。这使得他更容易在课堂集中注意力了。

你要做的是

你希望发展什么技能？可以是任何技能，从记住你所阅读的书中的细节到解决数学问题。

____

哪项特定的活动你每天做 15 分钟能够发展这项技能？

____

调整你自己，在 1 周内每天练习这项活动 15 分钟。写出你可能遇到的障碍。

____

____

____

你如何克服这些障碍？

____

____

____

写出三个你能够采取的步骤，以使你能够每天练习这一新的技能 15 分钟。

1. ____

2. ____

3. ____

还有更多要做的

如果你能遵循承诺建立这种新技能，你感觉如何？

____

____

____

____

____

____

行动 12　当你感到自己不行时，要学会聆听

你要知道的是

对患有注意力缺陷多动症的青少年来讲，倾听别人说话很难，但不听别人说话会给你带来很多问题。通过练习每次不间断地听5分钟，你能够发展你的聆听能力。当你能做好这个时，你可以练习在不同的情景下聆听或延长不间断聆听的时间。

Hannah不听她父母说话，因为她认为他们总是在重复。她的母亲和父亲经常因为她心不在焉而生气，所以她问治疗师怎么办。她的治疗师建议在一小段时间内全神贯注认真聆听。随着她能够做好这一点，她可以逐渐增加聆听的时间。

Hannah第一次这样做时，她惊喜地发现她的父母非常高兴看到她在聆听。当她父亲提醒她把科学作业带到学校时她碰巧注意听到了，这帮助她在那天的课堂上没有丢分。这么小小的努力，只有5分钟，使她产生了如此明显的改变，这使Hannah很吃惊。

她的治疗师还建议Hannah努力假装自己是一个调查记者，在她听别人说话时要找出五个W，who（谁）、what（什么）、where（在哪儿）、when（何时）和why（为什么）。Hannah开始挑战自己找出这些细节，好像是要向其他什么人报告这些，而不是厌烦听别人说话。在课堂上，当老师给出指导并布置作业时，她不再走神了。相反，她要确保完全明白老师所说的；如果没有做到，她就会问清楚。

你要做的是

在 5 分钟时间中，练习聆听一个抱怨你在交谈时不集中精力的人说话。在你进行交谈时，要确保带着手表或有你能看见的钟表。写出一个能与你做这个练习的人名。

____

在你练习后，回答下列问题：

在你努力听的时候，你注意到自己的什么？

____

____

____

聆听比你预期的难还是容易？为什么？

____

____

____

你是否注意到对方的反应？这个对话与通常的情况有何不同？

____

____

____

还有更多要做的

现在，你已经练习了在确定的时间内听别人讲话，并努力在听的时候收集特定的信息。在聆听时，问自己：谁？什么？在哪儿？什么时间？为什么？

在练习后，回答以下问题：

在你努力聆听时你注意到自己的什么？

____

____

____

收集信息比你想的难还是容易？为什么？

____

____

____

你是否注意到对方的反应？这个对话与通常的情况有何不同？

____

____

____

行动 13　注意你何时会感到多动

你要知道的是

简单地注意并观察你的多动症，你就能够控制它，而不是受它的影响。这种退一步并观察自己的行为，而不做判断或批评的方法被称为正念。你越留心你的多动水平，就越有机会使自己冷静下来。

David 经常与父母争吵，因为当被要求做家务时他不去做。一个周六的早上，他的母亲很沮丧地说："David，为什么让你遵守简单的指示就这么难！"

当 David 想到此事时，他意识到叠洗好的衣服和洗碗节奏太慢，以至于很难让他安静下来完成任务。他感觉好像被一个发动机驱动着，无法忍受做家务的无聊。

他把这一感觉告诉了母亲，并发现与她谈论此事很有帮助。母亲建议他感觉到自己多动时要注意，但还是要选择完成任务，这会使他的生活更轻松。

此后，David 不再大声咆哮着躲避做乏味的工作。相反，他会对自己说："我注意到自己感到了多动，但完成这些工作妈妈就不再对我啰唆了。"

你要做的是

选一个你能够坐下来或躺下来的安静地方。调节自己的身体，使头和背挺直。精神上扫描你的身体，使用类似“紧”、“松”、“沉重”或“温暖”这类词描述你所注意到的感受。从头部开始，留意头皮、眼睛、鼻子或嘴是否有任何紧张的感觉。只要注意你的感觉，不要以任何方式做判断。向下移动你的注意力，通过脖子、肩膀、胳膊和手。扫描你的胸部和腹部，再向下经过骨盆和臀部，最后到腿和脚。

扫描完成后，写出你注意到的任何感觉。

____

____

在你身上感觉到任何多动迹象了吗？如果有，在哪里感觉到的？尽可能形象地描述多动的感觉。这感觉是像发动机的转动还是像蝴蝶，或者是一种不同的感觉？

____

____

从 1 到 10 打分，给你的多动水平打几分？ 1 表示很安静，10 表示极度多动。

____

现在，你已经在安静的环境中练习过了，试着在日常生活中注意你的多动迹象。你不必躺下来扫描整个身体，简单地问自己多动水平有多高，以及在哪里感觉到的。

从 1 到 10 打分，为你在以下环境中的多动水平评分：

______ 早上准备上学时

______ 在第一节课

______ 午餐时间

______ 在最难的课上

______ 在最容易的课上

______ 在社交场合

______ 在努力做作业时

还有更多要做的

在练习注意自己多动时，你可以使用以下描述。

· 我注意到我感觉更加跃跃欲试。

· 我注意到静坐是如此之难。

· 我注意到我想要脱口说出心里话。

· 我注意到我想要四处走动。

写出你自己的语句，帮助你接受并观察你的多动症，而不是受它的影响。

____

____

____

____

行动 14　反击你的“不能”

你要知道的是

在对自己说“不能”的时候，你就降低了自己的积极性，并不愿意为自己的生活负责。通过在注意到你要说“不能”的时候挑战自己，你可以改变要发生的事。

Mike 在一年级的成绩大多数是 C 和 D。在二年级开始时，他对自己说：“我当不了一个好学生。”他的辅导员要他想象一下，如果另外一个人找到你并对你说他当不了一个好学生，你的反应会是什么。Mike 意识到自己会很生气，并会告诉那个人如果努力学习就会做得更好。

随着 Mike 开始为自己确定目标，他发现还要挑战很多其他的“不能”。他认为：“我不能在一个晚上学习时间超过半小时。”他与辅导员一起挑战这一想法，并意识到他能够在一个晚上学习 3 个小时或更长的时间，如果需要的话。他还告诉自己：“我不能在数学课上集中精力，太无聊了。”他再次练习挑战这个想法，并意识到尽管无趣或不容易，他还是能够在数学课上集中精力的。

通过习惯于挑战自我挫败的信念，Mike 能够改变自己的行为，结果是他提高了他的学习成绩。

你要做的是

描述一个你质疑自己的情景。

____

____

写出 4 种你能够挑战这一想法的方式。

1. ____

2. ____

3. ____

4. ____

列出 4 个资源，能帮你把做不到变为比较容易做到。

1. ____

2. ____

3. ____

4. ____

列出 4 个行动步骤，能帮你比较容易地做那些怀疑自己不能做的事。

1. ____

2. ____

3. ____

4. ____

还有更多要做的

以下是一些患有注意力缺陷多动症的青少年对自己说的常用自我怀疑的语句。阅读每个语句，并写出一个挑战语句，将“我不能”变成“我能”。

我不能像其他孩子那样学习。

____

____

我不能在课堂上集中精力。

____

____

我不能参加考试。

____

____

行动 15　停止推卸责任

你要知道的是

当你在一段浪漫关系中感觉被伤害时，抱怨另一个人对问题负责通常只会使关系更难于修复。即使那个人对伤害你负有部分责任，抱怨也只会使事情变得更糟。相反，要专注于你是如何造成问题的。你不能改变他人，但能够改变自己的行为。

当男朋友 Kevin 不回 Jennifer 的短信时，她感觉受到了伤害。他还说要更多地学习，Jennifer 担心他只是用学业做借口躲开她。她打算与 Kevin 分手。

她的姐姐帮 Jennifer 认识到，她把关系中大多数问题都怪在 Kevin 头上。Jennifer 意识到她在问题中也有责任，因为她感觉不安全，往往不告诉 Kevin 她的感受。

一旦了解了自己所造成的问题，她就能够更诚实地与 Kevin 交谈。她告诉 Kevin，她担心他躲着她，并希望更多地与他在一起。

你要做的是

描述一段你感觉被伤害的关系。

____

____

____

讲讲你是如何责备另一个人的。

____

____

____

列出责备另一个人伤害你的所有好处。

____

____

____

列出责备另一个人伤害你的成本。

____

____

____

描述你自己的行为如何造成这个问题。

____

____

____

还有更多要做的

针对你刚刚描述的情景，用一个短句写出你对另一个人的抱怨。

____

____

现在，把抱怨变成特定的请求。

____

____

练习在和谐关系中请求，而不是抱怨。

行动 16　从你的嫉妒中学习

你要知道的是

许多患有注意力缺陷多动症的青少年对那些看起来不像自己那么努力的同伴感到嫉妒。如果你受这种嫉妒的影响，就是在让你关于这个人的想法控制了你的情绪状态。要提醒自己，如果你能控制自己的情绪状态，你达成目标的机会就会有所提高。

Paul 对他的一些学习成绩好而又看起来很轻松的朋友感到嫉妒。每当他对妈妈说起他的朋友们是多么轻松时，妈妈总是提醒他告诉自己是“看起来”，例如“John 看起来很轻松。”她鼓励他每当对其他人感觉嫉妒时都用这个词。她说：“每个人都有挑战。我们永远也不知道别人是困难还是轻松，因为我们都在努力掩盖我们的努力和羞愧。”

当 Paul 习惯于每当感觉嫉妒时都使用“看起来”这个词时，他意识到可以通过检查自己多么接近目标来衡量他的进步，而不是与别人相比较。

你要做的是

在你生命的每个阶段，总会有人比你拥有得多，也会有人比你拥有得少。说一说如果让你与用他人的比较来决定你做得怎么样，你的生活会有什么差异。

其他可用于决定你进步水平的办法是什么？例如，你可以确定一个目标，并通过你如何接近目标来衡量你的进步，而不是将自己与他人比较。

当发现你嫉妒一个人时，要习惯于问自己“我真的想要让这个人为我产生负面的情绪吗？”

还有更多要做的

你可以将嫉妒用于澄清自己的目标，并找出有帮助的策略。

写三项你最嫉妒的事项。

1. ______________________________

2. ______________________________

3. ______________________________

对每一项，写出一个能使你具有该品质的目标，但要允许你通过自己的进步衡量自己，而不是与他人做比较。

1. ______________________________

2. ______________________________

3. ______________________________

挑战自己，去问一个你嫉妒的人，以获得他获得成功的特定提示。写出你的答复。

____

____

____

____

行动 17　你正常吗

你要知道的是

青少年的一个压力的主要来源是疑惑“我正常吗？”所以，疑惑自己是否正常是完全正常的。加入一个能够分享你热情的小组，是一种有助于你感觉正常的方式。

Mark 对他在学校接受的一些便利安排感到难堪。有时，当为他记笔记的人来到课堂时，老师会通知 Mark。在类似这样的时候，Mark 非常担心其他孩子怎么想。

在另一些时候，Mark 对周围的孩子感到很舒服，根本不担心被取笑。例如，他在乐队中有归属感，在那里，其他人都知道他患有注意力缺陷多动症，并接受了他。有一群像他一样对音乐有热情的朋友对 Mark 非常有益，他感觉对他们不必掩藏任何东西。

你要做的是

描述一个你会担心自己是否正常的情景。

____

____

____

描述一群在该情景下会认为你正常的人。

____

____

____

列出你所属的社交群组，无论是在学校、在运动场、在邻居中或是其他地方。

____

____

____

____

____

在你感觉最正常的群组画一个圈。然后在你怀疑自己是否正常的群组画一个直角。

还有更多要做的

如果你仍在寻找一个有归属感的群组，写出你的兴趣清单。

____

____

____

____

____

写出你要采取的三个行动步骤，找到并加入到与你有共同兴趣的群组。

1. ____

2. ____

3. ____

行动 18　改变你的呼吸，改变你的情绪

你要知道的是

改变情绪最快的方式是改变你的呼吸。简单地专注于呼吸，你能够暂停会引起焦虑和压力的内在事件级联反应，焦虑和压力都会削弱你集中精力的能力。

Thomas 与参加考试的斗争产生了一个新问题——考试焦虑。他的学校辅导员教他一些简单的呼吸练习。他发现最容易使用的一种方法是吸气数到三，然后呼气数到三。他每天都应用这个练习，无论是否有考试。

在几周的每日呼吸技巧练习后，Thomas 注意到他感觉焦虑减少了。他决定在每次考试前做呼吸练习，以使他能够尽可能专注并集中精力。这在他考试焦虑时帮助了他。

你要做的是

想象自己处于一个使你焦虑的情景。在想这个情景时，用 1 到 10 给你的焦虑水平打分，1 分是深度放松，10 分是极度焦虑。

____

练习以下步骤：

1. 把注意力集中在呼吸上，注意呼吸是快还是慢，深还是浅。

2. 吸气使肚子鼓起来，把空气直接吸到肚子里。这被称为腹式呼吸。如果在吸气时肩膀抬起来了，要放松肩膀。

3. 继续吸气并数到三。

4. 呼气数到三。继续这种有意识的呼吸两分钟。

用 1 到 10 评分，1 分是深度放松，10 分是极度焦虑，再次为你的焦虑水平打分。

____

你是否注意到焦虑水平的变化。如果是，写出你所注意到的。

____

____

____

____

还有更多要做的

下面的呼吸练习实验能够帮助你通过降低压力和焦虑来提高注意力。注意你的呼吸，每次呼气时对自己说："冷静并专注。"

说说这个练习对你有何影响。

____

____

____

你发现它有何帮助?

____

____

____

行动 19　对忧虑，你能做什么

你要知道的是

如果你总是与忧虑作斗争，要集中精力就更难了。如果控制不当，忧虑还会对你的精神和身体健康造成伤害。你可以找出处理忧虑所需要采取的措施（例如，如果你对成绩感到忧虑，就要为考试而认真学习），然后打消忧虑。

Daniel 对许多事情感到忧虑，包括他的学习成绩、朋友和家庭。Daniel 的治疗师告诉他一半以上的患有注意力缺陷多动症的孩子都会与焦虑作斗争。在与治疗师的交谈中，Daniel 开始意识到花在忧虑上的时间干扰了他的注意力，使他更难于专注、集中精力或入睡。他知道无法控制他所忧虑的所有事情，但他能够控制忧虑的程度。他意识到只要记下处理忧虑需要采取的行动，他就能比较轻松地打消这些忧虑。

你要做的是

描述一个打扰你很多次的忧虑。

____

____

____

忧虑这件事有什么好处吗？把这些好处列出来：

____

____

____

忧虑这件事产生了什么问题？把这些问题列出来：

____

____

____

写出解决你所忧虑的问题需要采取的任何措施。

____

____

____

还有更多要做的

试试下面这些打消忧虑的方法，注意哪个对你最管用。

· 想象你对一个飞上天空的氦气球感到忧虑。

· 在一张纸上写下你的忧虑，然后把纸团成一团扔出去。

· 每次发现自己对一个你已经尽可能解决了的问题感到忧虑，就问自己：“我要解决这一问题还是要就此放手？”

行动 20　放开家庭问题

你要知道的是

与许多青少年一样，你可能会对一些家庭问题感到羞愧，例如离婚、经常争吵、吸毒成瘾或财务问题。要知道你并没有引起这些问题，你无法控制它们，也无法解决它们。你越能把自己与家庭问题分开，就越能专注于使自己的生活有条理。

除了与注意力缺陷多动症作斗争外，James 试图努力解决他家中的问题。在其父母离婚后，他注意到母亲喝酒很多。他花了很多时间试图帮助她，并试图找到让她戒酒的方法。他越陷入到努力解决母亲的问题之中，学习成绩就越下降，与朋友们在一起的时间也就越少。他的治疗师告诉他，患有注意力缺陷多动症的人经常会花太多的时间试图帮助那些应该自己照顾自己的人。别人的生活变成了另一件分心的事情，使患有注意力缺陷多动症的青少年更难以坐下来为自己的目标而工作。

当 James 加入了一个支持小组后，他意识到他无法控制母亲饮酒。他不再在晚上待在家中陪伴母亲以使她不喝酒，还开始与父亲谈论自己的需求，而不是只说他母亲做了什么，并找学校辅导员一起找出自己的目标。

随着 James 得到了在自己的生活中奋力前进的支持，他的学业和社交生活都有所改善。

你要做的是

描述一个使你难以专注于自己目标的家庭问题。

____

____

____

____

写出三个能够不同程度地帮助你使自己与这个困难情景分开的事项。

1. ____

2. ____

3. ____

还有更多要做的

写出如果你认为你能够控制并解决家中的问题，你的生活可能会是什么样子。

____

____

____

____

____

现在，想象你对家中的问题感到同情，并以现实有益的方式参与其中，但使自己与你无法控制和解决的问题分开。描述一下你的生活可能是什么样子。

____

____

____

____

____

行动 21　不用药物或酒精，怎么才能嗨

你要知道的是

许多患有注意力缺陷多动症的青少年会寻求刺激。像他们一样，你可能会渴望兴奋，并不停地寻找更多的活动和更紧张的体验。这一特性使得尝试毒品和酒精变得很有诱惑力。通过找到健康和自然的方法获得正面情绪的“嗨”，你能够安全地满足你对激情的需求。

William 在足球场上是一个技术熟练的和激烈的竞争对手。他习惯了享受欢呼的人群和足球带给他的肾上腺素的冲击。当因伤不能再踢足球时，他发现自己感到深深的不安，并渴望生活中有越来越多的兴奋。

他尝试了抽大麻，发现大麻安抚了他寻找新鲜和激情的心。然而，他不喜欢失去控制的感觉，并决定不再这样做。

在他身上闻到大麻味道后，他的父母送他去治疗师那里寻求帮助。他的治疗师尊重他对刺激的需求，与他一起制订计划在生活中寻找自然的“嗨”。在 William 不能踢球的时候，可以做很多活动。他发现徒步旅行能使他兴奋，而且他喜欢在大自然中获得挑战自己的机会，他发现极端天气增强了他的户外体验。徒步旅行还给了他探索新领域的理由，他新发现的冒险意识帮助他满足了自己对激烈活动和兴奋的需求。

你要做的是

建立一个你打算尝试的可以使你紧张兴奋的活动列表。

____________________________　____________________________

____________________________　____________________________

____________________________　____________________________

____________________________　____________________________

____________________________　____________________________

下面是一些你可能没想到，但可能有兴趣试试的活动。圈出你希望尝试的。

瑜伽　　　　灵修

现场音乐会　　　　攀岩

滑冰　　　　探索社区中新的部分

徒步旅行　　　　上一节你从未尝试的课程

骑自行车　　　　游乐园

飞盘　　　　参加一个共同兴趣小组

冥想　　　　寻找一个地方性节日

还有更多要做的

写出你要尝试一个新活动的三个具体步骤。

1. ______________________________

2. ______________________________

3. ______________________________

行动 22　对同伴的压力要表明立场

你要知道的是

注意力缺陷多动症的一项天赋——想象力——可能会使青少年变得更“易受他人影响”，因而有屈从同伴压力的风险。反过来，对注意力缺陷多动症的“抵抗”能够被引导向对抗同伴的压力。你可以留意自己的个人缺陷和内在力量，提前准备应对同伴的压力。

Amanda 的朋友要去一个当地海滩度过周六的晚上。通往海滩的道路很湿滑，Amanda 还担心与她一起开车的人会喝酒，回家的路上可能有危险。她回忆起初夏时学校里的几个孩子因为在海滩上升营火被一个警官传讯，其中许多人因为未成年饮酒而被捕。当她把自己的担心告诉朋友们时，他们向她保证这次肯定会不一样，他们说已经从上次许多人被抓的事件中得到了教训。

当抵抗的一面发生作用时，她几乎做出决定去海滩。但 Amanda 对自己说：“这很傻。这只是一个晚上，有那么多风险，我可能根本得不到快乐。”她勇敢地告诉朋友们不值得冒险，相反，她要与几个朋友去看电影。

你要做的是

如果你的朋友们要做一件你认为有风险的事，他们会说什么来促使你参加？

____

____

____

____

使用你的想象力，想出如何应对朋友们说的话。

____

____

____

____

还有更多要做的

在你拥有的有助于你对抗同伴压力的力量选项上打钩。

☐ 我是个原创型思想者。

☐ 我反抗。

☐ 我不随大溜。

☐ 我不怕说出心里话。

☐ 我思维很快，能够想出很好的反驳理由。

☐ 我有一个更安全的替代性活动的好主意。

列出你注意到的有助于抵抗同伴压力的任何其他力量。

____

____

____

____

抵抗同伴压力的正面结果是什么？

____

____

____

____

行动 23　获得自信

你要知道的是

你不必是完全自信的。通过用你的才能而不是缺点定义自己，练习注意你喜欢自己什么，相信自己能够处理困难的问题而不是为你个人的抗争感到羞耻，你能够建立自信。

Sean 不能像其他男孩那样与女孩交谈。不仅因为他害羞，还因为他认为自己长得不帅。当他鼓起勇气与班上的一个女孩说话时，他只会问一些关于家庭作业的问题，而不是开始一段较为个性的对话。然后，他就会责怪自己不够热心或不够有趣。

当 Sean 意识到要自己与一个女孩说话都需要很大的勇气时，他决定多做练习，以使自己变得越来越开放。他承认这对他很难，并且开始给自己信心来努力克服害羞。

你要做的是

写出 10 件你认为今天处理得很好的事。

描述一个上周一直困扰你的个人抗争。

针对这一抗争，你是如何评价自己的？

面对这一个人挑战时，你做对了什么？

还有更多要做的

下面是一些你每天可以练习的语句。你可能不得不主动寻找使用这些语句的理由，但要挑战自己，每天给自己发 10 次鼓励信息。

“我喜欢我这样做。”

“我真的有动力。”

“这事不容易做，我做这件事需要很大的力气。”

“如果我坚持下去，天空才是极限。”

行动 24　与家庭保持联系

你要知道的是

发展一个独立的身份是一个青少年成长的一部分。作为定义他们自己是谁以及他们与其父母是如何不同的一部分，青少年挑战父母是很正常的。即使在你挑战父母的价值观、信仰和兴趣的时候，你也可以保持与家庭的联系。你可以利用这些冲突获得更多的亲密和支持。

Alex 的父母希望他能够获得大学的奖学金，因为 Alex 是一个优秀的网球选手。他们给了他很多支持，并鼓励他成为最佳。但对 Alex 来说，父母的鼓励让他感到压力很大，他开始对要达到顶峰所需的紧张投入和练习感到愤恨。他想要更多地与朋友们在一起和更多的自由时间。

当意识到对父母的愤怒时，他决定向他们解释自己的感受。他说："你们的期望让我感到压力很大，我想打球，但我想要从中获得快乐，并拥有社交生活。"

一开始，双方都感到失望和愤怒，然而，随着谈话的继续，Alex 的父母开始明白更平衡的生活对 Alex 的健康是有益的，而且他们施加的压力好像限制了他的自由，使他难以搞清自己真正想要的是什么。由于父母开始从他的角度观察这一形势，Alex 也能够表达出对他们提供支持的感谢。他们一致同意恢复网球课程的强度。

你要做的是

描述一个你与父母的冲突。

从你父母的角度描述这一问题。

从你的角度来看，你父母应该了解什么？

还有更多要做的

写出你要对父母提出的三个具体请求。

____

____

____

在一个大家都能平静倾听的时候，与你父母进行交谈，并对他们的观点表示尊重。在交谈中，要提出具体的请求，而不是抱怨。

行动 25　应对批评

你要知道的是

你可以把批评转变为教导。有些成年人以一种伤害而不是帮助的方式给出反馈，但你可以学习在批评中寻找积极的指导和指引。

当母亲告诉他一个老师说他与校方不合作而且对同学看起来不友好时，Daniel 感到真的受了伤害。他承认与老师处得不好，但他说："我认为她是在找我的茬儿，我不是跟每个老师都这样。"

"那与其他孩子不友好是怎么回事儿？"他母亲问。

Daniel 想了一会儿说："哎，因为我要试图努力集中精力，情绪经常不好。可能这就是我看起来不友好的原因。"

母亲建议他们要把这些批评转变为帮助 Daniel 的具体行动步骤。他们二人一起去找了 Daniel 的老师，希望找到解决问题的方法，而不是让问题变成个人冲突。通过交谈，老师了解了 Daniel 并不是主动挑衅，他只是在某些情况下不能遵守指示。当 Daniel 努力集中精力时，他也不再无视同学，而是学会说："对不起，我现在不能说话，我正在努力保持专注。"

你要做的是

写出你听到最多的对自己的批评。

____

____

____

现在，想象一下同样的信息出自于一个爱你的、希望看到你更好的辅导教师之口。这个信息会是什么样子？

____

____

____

还有更多要做的

写出本周中你能采取的三个行动步骤，来帮助你遵守来自于这个辅导信息的指导。

____

____

____

行动 26　在周六学习

你要知道的是

你在学校的成绩与你在学习上花费的时间直接相关。学习比你好的学生并不一定比你聪明，他们可能只是花了更多的时间学习。许多青少年喜欢在工作日和周日学习，但“在周六学习”可以成为你告诉自己要更进一步的座右铭。

这是 Dylan 关于美国总统课程期末考试的日子。考试后，他对班上几乎每个人不仅能够记住每位总统的主要成就，还能记住他们当选总统的确切日期而感到吃惊。Dylan 认为记住具体的日期太费时间，应该不是考试覆盖的合理范围。他想错了。

Dylan 问其他的孩子为考试花了多少时间学习以及他们如何挤出这些时间。他发现大多数同学为这次考试至少学习了 10 小时，除了在工作日学习外，他们在考试前的周六也学习了很长时间。Dylan 意识到他降低了对自己的期望。

你要做的是

你每周花多少时间学习？

____

问问那些你羡慕他们学习成绩的朋友，他们每周学习多长时间。写出他们的答复。

____

你对自己的学业有什么目标？

____

____

你需要额外花多长时间来实现你的目标？

____

还有更多要做的

使用一个每周日历，填上你通常如何度过你的时间。看看在哪里能够增加帮助你实现学业目标。

写出你的计划：

____

____

____

____

____

____

行动 27　每天 15 分钟的力量

你要知道的是

每天只要 15 分钟，你就能够强化有助于你达成目标的技能。例如，如果你想要更有条理，每天花 15 分钟整理房间，你就能产生巨大的变化。如果你要加强身体素质，可以开始每天锻炼 15 分钟。开始一小步，坚持下去就会大有成效。

Anthony 最大的问题是太没有条理，他总是找不到作业，或记不住何时该交课题。他上课时没有带正确的书和资料，还丢失了很多作业单和其他备忘记事簿。他决定每天花 15 分钟回答下列问题：

· 本周该交什么课题？

· 今天上学需要带什么？

· 今天的学习计划是什么？

· 我完成了昨天的学习计划了吗？

通过花时间组织他的每一天并制订计划，Anthony 变得更有条理，在学校成绩也更好了。

你要做的是

写出你要开发的一项新技能。

审阅你的每周日程，在每天花 15 分钟建立这个新技能的最佳时间是在何时？

周一	周二	周三	周四	周五	周六	周日

做出承诺每天花 15 分钟练习你的新技能。在第一个月不要让自己超过 15 分钟。如果逼自己过狠，你可能会因为知道尽管练习很难，但很快就会结束而丧失动力。

还有更多要做的

有时你可能不想做练习。如果真发生了这种情况，你可以用这些信息把那些让你停止练习的沮丧的声音顶回去。

· “我能够做任何事情 15 分钟。”

· “当我完成 15 分钟练习时感觉很棒。”

· “每天投入小小的 15 分钟，我能够改善我的生活。”

· “我有力量坚守我的承诺。”

写出你自己对这些沮丧的自我交谈的回应。

____

____

____

行动 28　成功路上的失败

你要知道的是

每一个失败都是一个反馈。不要感觉被打败，你可以选择把失败看成一个获得信息，提高韧性、技能和解决问题能力的机会。

Neha 害怕被朋友们能就读的大学拒绝。她决定申请大多数安全的学校，只选择了一个极具竞争性的学校。她被其中的一所安全的学校录取，而被那所有竞争性的学校拒绝。她感到很失败。

在与其他人交流后，她意识到如果不是那么害怕失败，她应当申请更多的大学。她还意识到她会从失败中恢复过来，不会被失败压倒。

在大学一年级后，Neha 决定转学。在那时，她知道自己能够处理好拒绝信，她申请的安全的学校和有竞争性的学校数量一样。这次，她进入了一所高度竞争性的学校，尽管再次被几所顶级的学校拒绝。

Neha 学会了通过不惧怕失败来提升自己的机会。

你要做的是

描述一个仍在困扰你的最近的失败经历。

____

____

____

用 1（不困扰）到 10（极度困扰），为你的沮丧打分。________________

在你从这个失败经历中学到的教训旁打钩。

□ 我需要获得尊重他人的技能。

□ 我需要更努力学习以获得我想要的成绩。

□ 作弊是不值得的。

□ 我可以找某人要获得成功所需的信息。

□ 不必生气，我可以与别人交流来了解对方的想法。

写出你从这个失败经历中得到的其他教训。

____

____

____

在下次类似的情景中，你会有什么不同的做法？

____

____

____

还有更多要做的

如果你不害怕失败，生活中你还会做什么事情？

____

____

____

挑战自己在一周内收集 5 个拒绝，你可以向别人寻求帮助，请一个朋友与自己一起学习，进行一次约会，申请一个你认为得不到的工作，或试着参加一次才艺表演。

寻找尽可能多的机会被拒绝。你可以学着别太介意，有时候失败只是在教会你能够从失败中恢复过来。

行动 29　成功故事

你要知道的是

因为学习方式的差异，你可能会面对更多的失望，但这并不意味着你要降低自己的目标。你可以选择比你的失望更强大，并继续前进。许多患有注意力缺陷多动症的孩子在学习和其他领域都取得了成功，许多患有注意力缺陷多动症的成年人一直很成功。

在学校，得出正确的答案有时会获得称赞。在学校之外，为无比复杂的问题制定创造性的解决方案可能事关生死。以一个患有注意力缺陷多动症的救火队员为例，他必须非常主动，他的工作绝对不单调无聊。在学校给他造成麻烦的许多东西都变成了最有助于他成为一个成功的救火队员的因素，当一个救火队员到达火灾现场，那里没有书后的正确答案。他需要与其他救火队员一起制定许多貌似合理的策略，然后决定哪个是最佳方案。审查解决方案的能力帮助他在每个危机的时刻挽救了生命。

你要做的是

找出一个让你印象深刻有成就的患有注意力缺陷多动症的青少年，问他为克服病症都做过什么，并将答案写在下面。

____

____

请他给你三个让你获得自信的具体提示，并写在下面。

1. ____

2. ____

3. ____

让你的父母或你认识的其他人帮你与一个患有注意力缺陷多动症的成功的成年人取得联系。（研究显示，注意力缺陷多动症是遗传的。所以，你家中有人患有注意力缺陷多动症的可能性很大。）问问这个成年人，他或她为克服注意力缺陷多动症做过什么，并写在下面。

____

____

再请他给你三个使你获得自信的具体提示，并写在下面。

1. ____

2. ____

3. ____

还有更多要做的

在向患有注意力缺陷多动症的成功人士询问问题之后，你有什么反应？

____

____

____

____

____

想象从现在开始的五年里，有某个人问你是如何克服注意力缺陷多动症的。你会说什么？

____

____

____

____

____

行动 30　面对不舒服的感觉

你要知道的是

许多患有注意力缺陷多动症的青少年对使他们与别人不同的这个诊断感到难堪。你能够面对这个你与他人不同的感觉，并开始挑战就是这个差异使你比别人差这一想法。

Maria 很奇怪为什么她的兴趣与大多数孩子不一样。当他们花很多时间谈论音乐或电影时，她更愿意放学后回家为她想象的时尚产品画设计图。她知道自己想成为一个设计师，并愿意用下午的时间进行练习。

她决定，与其假装与别人有相同的兴趣，还不如让他们了解她的主要兴趣。当她把自己的素描带到学校时，发现其他孩子们都想看，并对她的天赋印象深刻。她很高兴地知道，他们把她花在画图上的时间看作为一项独特的才能，而不是使她显得异常的怪异兴趣。

你要做的是

描述一些你试图掩藏的关于自己的事情，因为你认为这使你与他人不同。

写出一个语句将这一差异转变成为一个可以接受的、易于理解的使你变得独特的品质。例如，如果你喜欢小聚会而不是大聚会，你可以写“我比较内向，所以我喜欢与几个朋友在外面度周末。”

和感觉与众不同的难堪相比，这一转变使你感觉如何？

还有更多要做的

想象一个人看到使你对自己的独特品质感到难堪的差异。如果这个人很欣赏这一差异，他会对你说什么？

行动 31　专注于你要去的地方

你要知道的是

在每个时刻，你都可以选择是专注于你要去的地方，还是琢磨那些生活中你没有的东西。你越是专注于你自己想要的，你就越能为自己建立更好的生活。

Rachel 知道自己想要成为一名教师，并需要一个硕士学位才能成为一名教师，但她患有注意力缺陷多动症，参加考试很困难。当她的 SAT 考试得到不好的成绩时，她从学校辅导员和周围的其他人得到的反馈都很沮丧，但她还是继续专注于要成为一名教师。她进入了一所专科学校，决心努力做好。因为学习努力，她进入一所拥有极好的教育系的四年制学校。一路走来，她建立了自己的学习技能、学习动力和自信心。最终，她被一个她感兴趣领域的硕士课程录取了。

Rachel 从没有因为考试分数而丧失希望，她不断向前，并不断找出要达到下一个水平所必须要做的。

你要做的是

你有没有因为一个失败的经历或一次失望而放弃一个梦想？如果有，在下面描述一下。

____

____

____

是什么使你质疑自己实现目标的能力？

____

____

____

你能够想出实现目标的替代途径吗？请写在下面。如果不能，可以向朋友、兄弟姐妹或父母求助。

____

____

____

如果你仍然认为你不能实现你的目标，描述你想从目标中获得的本质。例如，如果你邀请某人约会，并因为这个人已经在谈恋爱而被拒绝，你可以描述你想要的本质是在意与一个你尊敬并为之吸引的人的约会关系。

____

____

____

还有更多要做的

审查一下你写下的实现目标的替代路径或你要实现目标的本质。本周内你能够采取的继续你的目标的三个步骤是什么?

1. ____________________

2. ____________________

3. ____________________

行动 32　变得有条理

你要知道的是

患有注意力缺陷多动症的人通常会发现难以做到有条理，但有条理是一项能够随着时间推进而获得的技能。像一个摔断了腿的人可以使用拐杖作为工具一样，你可以使用组织工具帮助你获得成功。

Alexis 很难管理她的日程安排和任务。她常常忘记交作业的日期、家庭作业、考试和体育训练。在新学年开始时，她母亲答应教她如何使用时间管理软件来组织她的日程和任务清单。Alexis 认为学习这个程序很乏味，但她母亲说只要投入很少的时间就能解决很多问题。开始时，母亲不断提醒她，但随着时间的推进，Alexis 学会了使用这个系统，并能够自己知晓她的日程安排。

Kirk 从不扔任何东西，他的东西堆得到处都是，他的背包充满了早已过期的作业，他哥哥 Kyle 答应成为他的组织伙伴。Kyle 帮助 Kirk 认识到他不可能读完这些年保存的所有体育杂志，并相信有一天他会找到它们；他甚至从来没有阅读过最新的杂志，因为他被一大堆东西完全淹没了。有了这个新的认识，Kirk 扔掉了好几堆旧杂志，并承诺每天扔五件东西来减少其他堆集的东西。

Kyle 的下一个建议是让 Kirk 为学业建立一个指挥中心。Kirk 卖了一个便宜的书箱、一个小的体育主题的废纸篓以及一块写字板和一支笔。在书架上，杂志夹被贴上课程名称和体育活动的标签，每个课程和体育项目的所有的资料都放在各自的夹子内。他把废纸篓放在书箱旁边，以便随时方便地扔掉过期的资料。每天晚上，他都要在写字板上写出自己的日程安排和任务列表。

你要做的是

下面是一些能够帮助你组织你的学校和日程安排的工具。在你还没有试过的上面画圈，并在你认为最有帮助的上面加一个星。

软件，例如 Microsoft Outlook

手机日历

笔记本电脑弹出式提示器

归档系统

每日计划

挂历

能够与家人同步的在线日历

学业指挥中心

文件抽屉

书架或书箱

堆放托盘

抽屉整理器

在本周内，试着用一两个工具。你可以到办公用品商店看看哪个对你有吸引力。

还有更多要做的

如果花时间学习或寻找条理性工具太困难，可以再深入一点。在下面任何阻止你变得更有条理的看法上打钩，并在空的下划线上补充你自己的想法。

☐ 学习如何使用在线日历花时间太多了。

☐ 我一开始，就全都忘了

☐ 我不能扔东西，因为以后我可能需要它们。

☐ 我不能扔东西，我需要保留对它们的记忆。

☐ 要有条理占用了我的学习时间。

☐ ____________________

☐ ____________________

挑战每个限制你变得更有条理的语句。例如，你保存东西是因为记忆，你可以写：“如果不在所有这些东西上花费时间，我可以更好地享受现在的生活。”

____

____

____

____

____

行动33 风险行为

你要知道的是

注意力缺陷多动症的主要症状之一是冲动——不考虑可能后果的行为倾向。冲动会造成严重的后果，从学习成绩差到危及生命。在行动之前考虑后果可以帮助您避免许多危机。

Timothy总是在用手机发短信和回复朋友的短信，即使是正在开车的时候。有一天，他在进入高速公路时阅读短信，发生了车祸。幸运的是，没有人受伤，但是他的父母禁止他再开车，他也就失去了开车出入的自由。

Joseph深深地爱上了他的女朋友Emily。他不断要求她和他做爱，她抗拒了好几个月。后来，在一个晚上聚会上喝酒后，他们一起第一次做爱，没有任何保护措施。之后，他们都没有跟任何人谈论他们应该采取什么保护措施，继续着没有保护的性行为。几个月后，Emily告诉Joseph她怀孕了。十八岁时，Joseph和Emily决定结婚，一起抚养婴儿。Joseph知道这条道路不是他为自己选择的，但在父母的支持下，他认为这是正确的选择。

你要做的是

在你尝试过的任何风险行为旁边添加复选标记。如果你对写下该行为的答案感到不舒服，可以考虑一下。

☐ 抽大麻或使用其他毒品

☐ 饮酒

☐ 酒后开车

☐ 超速驾驶或强行并线

☐ 开车时发短信或打电话

☐ 没有防护措施的性行为

☐ 入店行窃

☐ 违反法律

☐ 淫乱

☐ 吸烟

☐ 破坏公物

描述你尝试过的其他危险行为。

____

____

在你尝试过的行为中，找出最危险的那个。你何时开始这种行为的？

____

开始以后你对自己有何感觉？

____

开始时你担心自己吗？

____

开始时其他人担心你吗？

____

你或其他人担心发生什么事情？

____

你或其他人为什么这么担心？

____

如果你还没有向任何人说过这种行为，你可能会告诉谁？

____

要停止这种危险的行为，你能够从哪里获得帮助？

____

____

____

还有更多要做的

在你涉及的危险行为中，同伴压力起了什么作用？

____

____

____

描述最近一次同伴压力涉及危险行为的事例。

____

____

____

你对自己说了什么导致你向同伴压力投降？

____

____

____

对同一问题做出不同的回答可以帮助你发现更多的方法来挑战那些增加你的冒险行为的自我谈话。回答五次“是真的吗？”这个问题，每次都用一个新的回应。例如，假设你告诉自己如果不跟随你的同伴，你就会被拒绝，你可以回答：

这不是真的。如果我不喝酒，他们会很高兴让我成为司机。

这不是真的。我确实是那个拒绝的人，因为我需要那些不要我做追随者的朋友。

这不是真的。他们会赞赏我认识自己的能力。

这不是真的。他们可能根本注意不到，并不是每个人都在意我做什么或不做什么。

这不是真的。他们会认为我与众不同，但他们仍是我的朋友。

对照你在向同伴压力屈服时通常对自己说的话，问自己：

是真的吗？如果不是，为什么不是真的？ ______________________________

____

是真的吗？如果不是，为什么不是真的？ ______________________________

____

是真的吗？如果不是，为什么不是真的？ ______________________________

____

是真的吗？如果不是，为什么不是真的？ ______________________________

____

是真的吗？如果不是，为什么不是真的？ ______________________________

____

行动 34　课堂便利

你要知道的是

患有注意力缺陷多动症的学生可以要求和使用旨在提升他们成功机会的课堂便利条件。有时青少年会对这些便利感到难为情或害怕别人知道。要记住，课堂便利不是软弱的迹象，而是简单地满足你个人学习需要的环境支持，让你真正的智慧和天赋得以发现和发展。

Ryan 对他的许多课程都很感兴趣，而且通常对所学的内容有独到的见解，但他对细节的忽视导致了源源不断的负面反馈。当他的论文由于拼写错误而得到低分时，他开始讨厌学校，他告诉父母，他对这种错误造成太多的扣分而感到气馁，他的父母与他的老师和学校辅导员开了一次会议。会议结束后，Ryan 被允许获得拼写错误扣分最小化的便利。此后，他收到的反馈表明他确实具有洞察力和创造性思维。

Luis 为在课堂上受到特殊对待而感到尴尬，并担心如果其他孩子知道会取笑他。然而，他发现不计时的考试能够让他显示出他真的学到了什么，得到的成绩准确地反映了他在学习资料上所投入的时间和精力。

Matthew 在课堂上很难安静地坐着。即使对一个话题很感兴趣，他也感到很不安，很难集中注意力。他也很难记笔记，因为写字对他来说太难了。他的老师允许他安静地离开教室休息一会儿，回来时不扰乱课堂秩序。他还有一个记录员，这样他就可以把课堂上所有的材料带回家学习，为考试做好准备。

你要做的是

描述你使用课堂便利的感受。

____

____

____

在任何你能够对自己说的使自己对课堂便利感觉更好的语句前加复选标记。

□“我有不同的学习方法，而不是有病。”

□“小小的改变能让老师发现我的天赋”

□“什么东西都不是一刀切的，我需要调整才能学得最好，并发挥我的潜力。”

□“课堂便利能够让我获得反映我所学知识的成绩，而不是反映我的应试能力。”

□“每个人都有不同的学习需求，课堂便利是满足我需求的一种方式。”

□“课堂便利能够使我表现得更好，会为我打开更多的机会之门。”

□“当老师看到我真正学到了什么时，他们将更会发现我真正的潜力，并鼓励我充分发挥它。”

□“课堂便利是开发我需要的学习技能所必需的支持。”

写出你可以想到的任何其他积极的陈述，鼓励你更多地了解并使用可用课堂便利。

____

____

____

____

____

____

____

还有更多要做的

有些人在实践中学习得最好，当课堂教学只限于讲课时他们会很难学习好。有些人是创造性的写作者或原创性的思想者，他们的技能没有被认可，因为考试成绩仅仅是基于正确的答案。

尽可能全面地描述你的学习方式与其他人有什么不同。

____

____

____

____

描述你在学校系统中不能得到认可的天赋才能。

____

____

____

____

什么样的改变能够帮助你利用自己的天赋才能在学校获得好成绩?

____

____

____

____

____

想一想你需要的支持是否是可供选择的课堂便利。典型的课堂便利包括：

· 特殊使用计算机

· 记录员

· 不计时考试

· 允许补交作业

· 替代性作业

· 替代性评分，例如微小错误扣分最小化

· 家庭作业帮助

· 特殊座位安排

当对自己和可用的课堂便利有了更多的了解时，可以让你父母安排一次与你学校特殊教育办公室人员的会面，以确定可能的选项。

行动 35　好朋友意味着什么

你要知道的是

大多数青少年受朋友的影响比父母更多。甚至有人说，看你最好的三个朋友就可以让你知道自己会成为什么样的人。当你认为未来的样子可能取决于你的朋友时，你可能要反思一下你的友谊。高中的大部分戏剧性场景都是由乐于与其一起闲逛的人引发的，而没有通过问自己这些人是否能够被信任，是否有爱心、诚实、可靠和有帮助来“鉴别”他们是不是朋友。

Adam 很容易成为任何人的朋友。他非常坦诚，经常告诉新朋友关于他患有注意力缺陷多动症和他服用药物控制它。有些朋友并不完全理解注意力缺陷多动症的意思，但只知道 Adam 接受了精神病药物治疗。他们开始告诉别人他有问题，不得不去看心理医生。一些孩子认为这意味着他们应该提防 Adam，想知道他有什么毛病，然后离开他。

Andrew 给他感兴趣的女孩写了一封信，告诉她他对她的感情。后来他发现她把信读给别的孩子听，并嘲笑这封信。他的感情受到了深深的伤害。

Rebecca 的朋友 Alyssa 参加很多聚会，经常抽大麻。Rebecca 与 Alyssa 保持着紧密的关系，因为她比 Rebecca 更爱参加社交活动。在几个周末观察到 Alyssa 愚弄自己后，Rebecca 开始怀疑为什么 Alyssa 是她的朋友。当她试图不再与 Alyssa 交往时，Alyssa 开始向别人说关于 Rebecca 的坏话。

这些事情有一个共同点，这些青少年没有“鉴别”他们的朋友就陷入了友情。

你要做的是

写出三个你最亲密朋友的名字，用一段话描述每一人。

1. ____________________

____

____

2. ____________________

____

____

3. ____________________

____

____

阅读你写的这三段话，写出五个描述这些朋友共有的品性。

1. ____________________
2. ____________________
3. ____________________
4. ____________________
5. ____________________

现在，写出一段话描述你与每个朋友的未来。

1. ______________________________

____

____

2. ______________________________

____

____

3. ______________________________

____

____

写出你对自己未来的描述。

____

____

____

现在的行为能够预示未来的行为；你应该考虑现在不可靠的人将来也不值得信任的可能性。考虑到这一点，你最亲密的朋友是否有资格成为朋友？你的友谊是否有成果，激励你变得更有能力的吗？其中一个或多个这样的友情会发生问题吗？你希望你的未来看起来像他们的未来吗？描述你的思考。

____

____

____

____

还有更多要做的

如果你发现一个或多个你最亲密的朋友不是“合格”的朋友，你可以开始制定一个寻找其他朋友的计划。不用专注于切断与不合格的朋友的关系，你可以简单地决定你想要什么样的朋友，并积极寻找与你有共同的价值观、兴趣和目标的人。

写出三个你愿意与其成为朋友的人名，因为你认为他们有爱心、诚实、可靠并有帮助。

1. ______________________________

2. ______________________________

3. ______________________________

你能够采取什么措施来开始与他们的友谊？

____

____

____

你能够参加什么活动或俱乐部来寻找可能与你有共同的价值观和你值得尊敬的人？

____

____

____

行动 36　如何成功地恋爱

你要知道的是

一些浪漫的参与会导致失望，另一些则会产生有爱心、和谐的关系。仔细观察你感兴趣或涉及的人的个性，可以帮助你在爱情生活中做出明智的选择。

Brandon 的女朋友是他梦寐以求的一切，或者他是这样想的。她既美丽又有趣，但是他们在一起几个月后，他开始注意到她是多么的苛刻。她总是想到最昂贵的地方去约会，并希望他能随叫随到，她关心他开的车，并对他的衣服是否足够时髦非常挑剔。与这样一个难侍候的人待在一起使他有些担心，但他提醒自己，她很容易交往，而且一直是聚会的主角。

Francine 正在和她的梦中情人约会。当她第一次见到他时，她爱上了他英俊的外貌和智慧，但随着和他待在一起的时间越来越长，她开始感到恼火，因为他会为任何事争吵，而且总是唱反调。虽然知道他有一颗金子般的心，全身心投入到她身上，但她开始怀疑他的辩论倾向是否太过分了。

Jessica 既迷人又有魅力，她爱上了她的男朋友。他也很聪明，能够使她保持思维和灵感，但是她不相信他对她是忠诚的，甚至不确定能相信他说的每一句话。有时她怀疑他是否为他们的关系安排了一个隐秘的议程。

你要知道的是

Brandon、Francine 和 Jessica 必须做出一个非常个性化的决定。在你自己的生活中要做出相似的决定时，需要大量的信息来判断一段关系能否获得成功。收集这些信息的一种方法是认真思考你感兴趣或所涉及的人的三个层面的信息。

表浅的一面（Brandon 的故事）

表面层是指伴侣的个性和吸引力的水平。一个人可能会是害羞或外向的、有趣或严肃的、武断或被动的，在几次约会中个性就会显现。许多人会仅仅基于外貌来决定是否和某人约会，另一些人则利用伴侣在学校的受欢迎程度作为决定是否开始或继续建立关系的主要因素。

描述你所感兴趣会涉及的人的表浅的一面。

____

____

____

____

____

日常情况（Francine 的故事）

有些人可能是易怒的、紧张的、易于相处的、非常混乱或者超级有序的。随着时间的推移，一个自我控制的人可能比一个比较随和的人更难拥有一段感情。随着一段关系的继续，伴侣个性对你的影响会发生变化。

你喜欢的人的日常情况是什么样?

____

____

____

____

核心本质（Jessica 的故事）

在某个时刻，你会体会到一个人的核心本质。这个人是纯真的？易于信任？掠夺成性？还是个天生的流浪者？一个人的本性决定了一段关系是否会持续下去。如果你想和某人建立长期关系，需要寻找的核心品质就是诚信。

描述这个人的核心本质。

____

____

____

____

还有更多要做的

如果你想知道一段关系是会成功还是会导致失望，要努力区分肤浅的一面、日常情况和核心本质。最重要的因素应该是你是否对伴侣的核心本质充满热情。日常问题可以通过改善沟通技巧和其他相对容易的解决方法来解决，但是相信你能改变一个人的基本本性是愚蠢的。与一个魅力四射的、能够打动你朋友的人在一起可能会很吸引人，但如果你正在寻找一段长久的关系，那就把注意力放在核心本质上。

审阅对你所感兴趣或涉及的人的描述，然后告诉自己这是不是一个健康的关系，并解释为什么。

行动 37　亲近大自然

你要知道的是

亲近大自然可以帮助你更好地专注和集中注意力。当你锻炼肌肉时，你需要时间在两套练习之间休息；同样，身处大自然的时间使你的头脑在放松的状态下徘徊漫游。事实上，最近的研究表明，身处大自然的时间对注意力缺陷多动症的患者具有可衡量的、明确的益处，包括提高注意力、提高遵循指示的能力和减少破坏性行为。

在历史课上，Aaron 似乎通常都不能集中精力。他凝视着窗外，望着远处的一座山，对那里的动植物生活感到好奇。他希望他能更多地了解生态系统。

一天课后，他的老师轻轻地问他往窗外在看什么。Aaron 告诉了她，并补充说他觉得需要时间在外面“充电”。他的老师并没有将他的说法视为不现实，而是告诉他在一些国家亲近大自然被认为是一种基本需要。她说：“在芬兰，大多数孩子在教室里学习四十五分钟。每次上课学习后，都户外锻炼十五分钟。芬兰在识字率、数学和科学排名最高的五个国家中名列第一！”

尽管不能给他时间外出，他的老师理解 Aaron 凝视窗外是他照顾自己的一种方式。

你要做的是

在自然环境中你可以做许多不同的活动。在三种你将在本周尝试的活动上画圈，用空白线添加你自己的想法。

在公园散步

徒步

在自然小道上骑单车

在雨中行走

在户外睡觉

观鸟

钓鱼

躺在地上看云彩

躺在地上看星星

爬山

户外游泳

____

____

____

在你尝试了这些活动后，描述你在专注和集中精力方面能力的变化。

还有更多要做的

在一周内，写出你在下面各类活动中花费的时间。

	上学和写作业	**创造性和艺术性的活动**	**使用计算机、看电视和电影**	**购物**	**亲近大自然**	**其他娱乐**
周一						
周二						
周三						
周四						
周五						
周六						
周日						
合计						

写出你对花费时间方式的反应。

___

___

___

请留意，把你身处大自然的时间与其他活动的时间相比较。如果你身处大自然的时间更多，这些时间是在什么地方度过的?

___

___

你如何能花更多的时间在大自然中，同时还有其他的活动呢?例如，你能在外面的野餐桌上做作业吗?你能在自然环境中写日记或在户外做创造性的工作吗?

___

___

___

问问你父母，在成长期间他们在大自然中花了多少时间。把他们的经历和你自己的比较一下。

___

___

___

行动 38　伸手摘星

你要知道的是

许多患有注意力缺陷多动症的青少年都在与成绩不好作斗争。他们知道他们可以做得更好，但不知如何能够做到。检查你目前的行为是否与自己的目标有冲突，可以帮助你提高实现更多目标的动力。

作为一个小男孩，Joshua 很喜欢玩乐高积木。他可以为那些年龄较大的孩子设计工具包，而成年人常常想知道他怎么能创造出如此复杂的建筑。毫不奇怪，他想成为一名机械工程师，也许有一天会建造真正的城市。

随着年龄的增长，Joshua 在学校感觉越来越困难，开始失去了学习的动力，成绩下滑。他想上一所好大学并获得工程学位的梦想似乎远未实现。但是，Joshua 没有选择面对在学校里不努力与长久梦想之间的冲突，而是选择在电脑上看电视节目来逃避现实。每当为难以实现目标而感到失望时，他总是心烦意乱。

他的父母很关心他，为他安排辅导教师帮助他做功课。他的辅导教师首先问 Joshua 现在的生活怎么样。Joshua 告诉他，他经常和父母争论成绩问题，他不知道自己花了多少时间躲在房间里假装做作业。接下来，辅导教师让 Joshua 编写一个他最终实现目标的故事结局。

随着时间的推移，通过专注于真正需要做的事情来实现自己的目标，Joshua 能够扭转他的成绩，并相信他可以继续成为一名工程师。当意识到可以改变自己的行为来挽救自己的梦想时，他开始更加努力工作，变得更加积极。

你要做的是

学业不良可能会有许多不同的原因。在任何与你有关的原因旁加一个复选标记。

☐ 紧张

☐ 缺少家庭支持

☐ 太大的家庭压力

☐ 上学没兴趣

☐ 玩游戏和看电视分心

☐ 太没有条理，以至于不能制订学习计划

☐ 生家长的气

☐ 认为学校不重要，因为学校与现实世界没有联系

☐ 把其他兴趣放在优先地位，例如运动或乐队活动

说明你学习成绩不佳的其他任何原因。

____

____

____

写一个故事来描述你的现状。你可能希望加入你成绩不佳的原因与你的感受和反应。你也可以描述如何逃避目前的行为和长期的计划之间的任何冲突，例如，转向毒品或酒精、玩电子游戏、听音乐，或像 Joshua 那样看电视。

____

____

____

____

____

____

____

____

为自己编写一个有着圆满结局的新故事。

____

____

____

____

____

还有更多要做的

回答下面的问题，以提高你直面自己学业不良的动力。

一个学业不佳的人如何才能变成一个学业优良的人？

____

____

____

一个有残障的人如何能够获得成功？

____

____

你是否认识成功改掉自己坏习惯的人？问问这个人是如何做出改变的，并把他的故事写出来。

____

____

写出四个简短的语句，告诉你的父母和老师你希望他们了解你什么。尝试与你的父母和老师分享。

1. ____

2. ____

3. ____

4. ____

行动 39　找到你的支持系统

你要知道的是

没有支持，解决问题或实现目标就会困难得多。你能找到越多的人和资源来帮助你，你就越容易实现你的社会和学术目标。你也可以开始建立一个随着时间增长的支持系统。

Evan 知道他在数学课上遇到了大麻烦。他总是受困于数学课，这学期的课被认为是最难的。当他告诉姐姐他真的很担心如何通过数学课时，她建议建立一个正规的学习小组。

这听起来是个好主意，所以 Evan 让班上其他三个孩子组成一个每周三小时的家庭作业小组。他们互相鼓励，在具体的问题和解题办法上互相帮助，他们一致认为，当大家一起完成这些困难的作业时，似乎更容易些。

在一次小组会议上，孩子们灵机一动，搞出来了一份可以用来获得帮助的其他资源清单。他们的清单包括数学老师、图书馆、一个免费的在线作业帮助资源、年长的兄弟姐妹、父母、父母擅长数学的朋友，擅长数学或已经上过这门课的同学、教师资源、管理课堂便利条件的残障办公室，还有帮助做时间管理的学校辅导员。

Evan 的创造性想法帮助他保持动力。整个学期他的态度都很积极，轻松地通过了数学课。

你要做的是

圈出你已经使用过，但还能更多使用的资源。

学校相关的资源	个人资源
课堂教师	朋友
资源教师	兄弟姐妹
其他同学	父母
图书馆管理员	其他亲属
学校辅导员	父母的朋友
辅导教师	邻居
家庭教师	治疗师和辅导员
学习小组	辅导教师
	支持小组

建立一个你知道，但尚未使用过的资源清单。

____

____

____

____

还有更多要做的

在下列各类资源中，写出你可以求助的人的名字，以及这个人最有帮助的具体问题。

朋友

____

父母

____

兄弟姐妹

____

其他亲属

____

父母的朋友

____

邻居

____

辅导教师

____

行动 40　寻求帮助

你要知道的是

一旦你找到了资源，你需要再前进一步——寻求帮助。寻求帮助可以在生存与发展之间造成天壤之别。你越善于寻求帮助，就会发现有越多的资源和支持进入你的生活。寻求帮助的主要障碍是害怕被拒绝。如果你能练习鼓起勇气面对拒绝，你会克服害怕听到“不”的感觉，并意识到你不可能因为请求别人帮助而受到伤害，但你会收获到更多。

Jordan 需要一份暑期工作来提供零用钱，并开始为上大学做储蓄。他去了几家电影院并提出申请，但没有得到任何工作机会。在与他的辅导员的一次见面时，她说：“Jordan，在一个不仅挣钱而且能培养技能的地方工作是个好主意。你能想出什么使你感兴趣的地方吗？”

Jordan 说：“我可能想做房地产销售。如果我和一个房地产经纪人合作，我可以更多地学习销售和业务。”在辅导员的建议下，Jordan 问他的父母和他们的一些朋友是否认识房地产行业的人。他得到了三个人名，并给每个人发了电子邮件，询问他们是否能帮他在房地产找到一份有报酬的工作。通过这三个人，他获得了十个可能有帮助的人的联系信息。他发了十封电子邮件，找到了两个愿意与他会面的人。

那周晚些时候，Jordan 和那两个人见面，要求得到一份有报酬的工作。一个房地产经纪人提出可以雇用他做一些他能够有所帮助的基础工作。Jordan 要求每小时十美元，并获得了这份工作。

你要做的是

你可以练习在不同的领域寻求帮助。在你本周能够尝试的三个事项上加复选标记。

□ 请父母帮助找到一份工作

□ 请老师安排一份不同的作业，如果这是在你的课堂便利清单之中的话

□ 请老师对家庭作业做出说明

□ 请一个朋友帮助你找到一个约会

□ 请另一个同学帮助你做作业

□ 请一个资源教师查询你能够被允许使用的课堂便利

□ 在你所属的组织中申请一个领导职位

□ 请父母对你温柔一点

□ 请求一次约会

□ 向一个已经实现你想实现的目标的人寻求建议和指导

□ 向一个更有能力的人寻求安慰和指导

□ 向你的朋友和家庭寻求诚实的反馈

□ 请一个朋友帮助你整理房间

□ 请一个家人帮助你管理时间

□ 请一位老师聆听你的想法

☐ 请一个你想与之交朋友的人在学校之外共度一段时间

☐ 请你们运动队的一个人与你一起训练

☐ 请一个朋友与你一起锻炼

☐ 请求被尊重

☐ 请一个人推荐一个能够帮助你解决某个具体问题的人

写出当你请求选择的三件事时，发生了什么。

____

____

____

还有更多要做的

想一想其他你可以开始寻求帮助的事情，填到下面的空格中。

我想要____

我需要帮助______________________________________

我希望有人帮助我___________________________________

我在________________________________方面需要指导。

我在________________________________方面需要反馈。

我需要搞明白_____________________________________

还有什么需要寻求帮助的？请写下来：________________________

____

Lara Honos-Webb 博士是旧金山湾地区的私人执业临床心理学家。她是 The Gift of ADHD，The Gift of ADHD Activity Book，The Gift of Adult ADD 和 Listening to Depression 的作者。她的作品刊登在《新闻周刊》《华尔街日报》和美国各地的报纸上。她出现在国家广播和电视节目中。关于 Honos-Webb 及其作品的更多信息，请访问 www.visionarysoul.com。